CONTRIBUTION A L'ÉTUDE

DE LA

COLOTOMIE ILIAQUE

PAR

Le Docteur Gaston CLAROT

Ancien interne en médecine et en chirurgie des hôpitaux de Paris
Ancien interne de l'hôpital des Enfants-Malades
Médaille de bronze de l'Assistance publique

PARIS

G. STEINHEIL, ÉDITEUR

2, RUE CASIMIR-DELAVIGNE, 2

1890

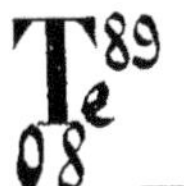

CONTRIBUTION A L'ÉTUDE

DE LA

COLOTOMIE ILIAQUE

IMPRIMERIE LEMALE ET Cie, HAVRE

CONTRIBUTION A L'ÉTUDE

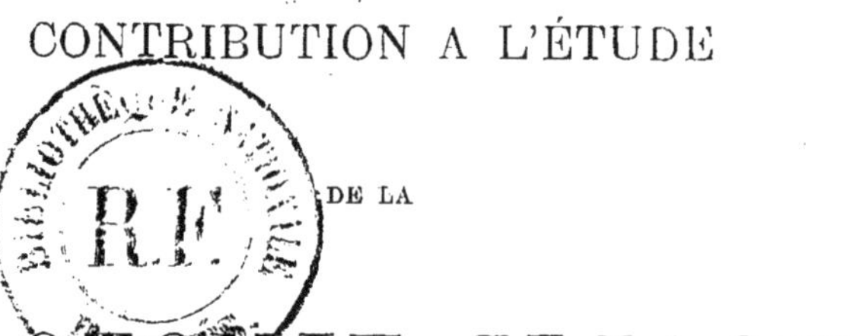

DE LA

COLOTOMIE ILIAQUE

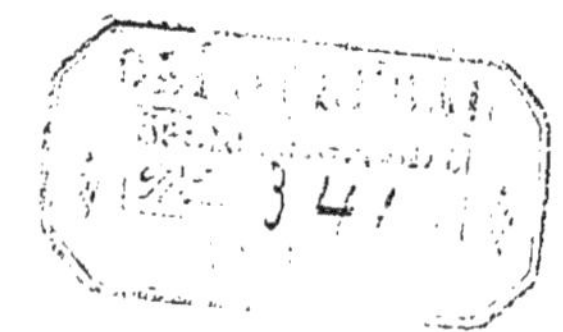

PAR

Le Docteur Gaston CLAROT

Ancien interne en médecine et en chirurgie des hôpitaux de Paris
Ancien interne de l'hôpital des Enfants-Malades
Médaille de bronze de l'Assistance publique

PARIS

G. STEINHEIL, ÉDITEUR

2, RUE CASIMIR-DELAVIGNE, 2

1890

CONTRIBUTION A L'ÉTUDE

DE LA

COLOTOMIE ILIAQUE

INTRODUCTION

L'obstruction intestinale, lorsqu'elle est due à une affection chronique du rectum, est certainement une des questions de la pathologie chirurgicale qui ont le plus exercé la sagacité des auteurs, surtout au point de vue du traitement. En effet, tant que le chirurgien ne se trouve en présence que de petites lésions bien limitées, siégeant à la partie inférieure de l'intestin, l'intervention est relativement facile; il suffit alors de procéder, sans grandes difficultés, à l'extirpation de la partie malade. Si les mêmes lésions siègent à un point si élevé que l'opérateur ne puisse les atteindre directement, on peut encore soit avoir recours au procédé de Berdenhauer consistant, après l'ablation du sacrum, à réséquer toute la région intestinale affectée et à suturer ensuite l'une à l'autre les extrémités supérieure et inférieure du rectum, soit à l'opération de Küester, c'est-à-dire au grattage de la tumeur, alors qu'une large dilatation de l'anus a permis d'atteindre le point lésé.

Mais, après un temps plus ou moins long, que l'affection ait récidivé ou qu'elle ait suivi son cours normal, des accidents de la plus grande gravité se déclarent et mettent immédiatement en danger la vie du malade. Les gaz, grâce à la diminution du calibre de l'intestin, ne trouvent plus d'issue et ne tardent pas, par leur distension, à produire une dilatation considérable des parois. Sous cette influence, les sécrétions de la muqueuse s'altèrent, la digestion se fait mal, le ventre se ballonne; le diaphragme refoulé par les gaz fonctionne mal, et une dyspnée considérable ne tarde pas à se produire. A ces premiers accidents viennent bientôt s'en joindre d'autres qui rendent la situation intolérable. Les matières fécales, en effet, enfermées ainsi que les gaz, arrivent à former des masses si dures et si volumineuses, qu'une rupture du tube intestinal est menaçante. Il en résulte pour le malade des douleurs insupportables auxquelles s'adjoignent du ténesme, des épreintes, des pesanteurs dus au contact des matières avec l'ulcération des parois.

C'est à ce moment que le rôle du chirurgien devient des plus difficiles. Car si la situation du malade est telle qu'une intervention immédiate est absolument nécessaire, les ressources opératoires, par contre, sont extrêmement limitées. Kraske a bien essayé d'appliquer aux tumeurs volumineuses le procédé de Berdenhauer, mais les résultats de cette tentative ont été déplorables. La rectotomie linéaire, très en faveur il y a quelques années, est aujourd'hui complètement délaissée dans ces cas, et il ne reste plus au chirurgien pour parer à toute la gravité des accidents de l'obstruction intestinale, que la ressource d'établir un anus contre nature.

L'anus contre nature est une intervention ayant pour but de suppléer à l'anus naturel par une ouverture intéressant à la fois la paroi abdominale et l'intestin. « Il est établi, a dit M. le professeur Verneuil, dans une clinique faite en 1885 à l'hôpital de la Pitié et reproduite dans la *Semaine médicale*, pour prévenir les conséquences fatales d'une obstruction congénitale ou acquise, complète ou incomplète, siégeant en un point quelconque du conduit ano-rectal. C'est une opération essentiellement palliative. L'ouverture de l'intestin doit rester permanente ou être oblitérée plus tard, suivant que la cause de l'obstruction est elle-même durable ou passagère. »

L'anus contre nature n'est donc pas une opération de choix, c'est une opération de nécessité. L'établissement d'un orifice anormal procure au malade un soulagement considérable et peut même assez souvent lui rendre l'espoir d'une guérison définitive que les souffrances lui avaient absolument enlevé. Mais, si cet orifice donne une vie possible, il n'en crée pas moins une grave infirmité qui oblige celui qui en est affecté à modifier entièrement son genre de vie, à tel point que, dans une certaine classe de la société, ce qui avait été un bienfait d'abord devient un véritable supplice. Cette opération ne doit donc être tentée que lorsqu'il y a absolue nécessité. C'est habituellement dans les cas de cancer du rectum, de rétrécissement indilatable, de tumeur pelvienne inopérable, de malformation congénitale, qu'on peut y avoir recours.

Depuis quelques années, l'opération de l'anus contre nature a été le sujet de nombreuses discussions et a donné lieu aux travaux les plus importants. Toutes ces études ont eu pour résultat de montrer d'une façon indiscutable la supériorité de la colotomie iliaque sur la colotomie lombaire. Mais si les chirurgiens sont d'accord aujourd'hui pour établir tous l'anus iliaque, leur opinion diffère quelque peu au point de vue des détails du manuel opératoire.

Pendant l'année que nous avons eu l'honneur de passer en qualité d'interne dans le service de M. Reclus, à l'hôpital Broussais, l'occasion nous a été fournie de voir notre maître pratiquer cette opération un certain nombre de fois, et nous n'avons pu nous défendre d'admirer combien étaient grandes la simplicité et la rapidité du procédé qu'il employait, et combien étaient régulières les suites de l'opération. Aussi avons-nous pensé qu'il serait intéressant, pour notre thèse inaugurale, d'étudier et de comparer les divers modes d'établissement de l'anus iliaque. Ce sujet ayant été traité déjà par bon nombre d'auteurs, et des plus compétents, notre intention n'est pas de faire ici une étude complète de la colotomie. Nous nous contenterons de diviser ainsi notre travail : Après avoir fait l'historique de l'anus iliaque et donné quelques notions anatomiques sur la région où cet anus doit être établi, nous décrirons successivement chacun des procédés en usage aujourd'hui, en nous appliquant surtout, chemin faisant, à dégager de cette étude les avantages particuliers à chacun d'eux. Mais c'est surtout l'opération, telle que nous l'avons vue faire à l'hôpital Broussais par M. Reclus que nous étudierons spécialement en nous efforçant de démontrer quels services éminents cette méthode peut rendre par son extrême simplicité.

Mais avant de commencer notre travail, qu'il nous soit permis d'adresser ici l'expression de toute notre reconnaissance à notre maître, M. Reclus, pour l'intérêt qu'il nous a porté pendant l'année d'internat que nous venons de passer dans son service. Ses leçons et ses conseils nous ont beaucoup facilité l'étude de la pathologie chirurgicale ; c'est sous sa direction que nous avons fait nos premières opérations. Après nous avoir donné l'idée de notre thèse, il nous en a fourni une grande partie des matériaux, nous permettant ainsi de mener beaucoup plus facilement notre tâche à bonne fin.

C'est à M. Bar que nous devons nos connaissances en obstétrique. Pendant notre année d'externat à la Maternité de l'hôpital Tenon, il ne nous a ménagé ni ses conseils ni ses encouragements. Depuis lors, sa sollicitude à notre égard n'a fait que s'accroître. Il a été pour nous plus qu'un maître. Nous sommes heureux de pouvoir lui adresser ici nos remerciements et de lui donner l'assurance de tout notre dévouement et de toute notre reconnaissance.

Nous avons pu observer, pendant notre année d'internat à la maison Dubois, toute une classe d'affections qu'il est assez rare de rencontrer dans les hôpitaux. Les conseils et la grande expérience de notre maître M. Labbé nous ont été alors d'un puissant secours pour nos études.

M. Roques, nous a souvent donné les preuves du profond intérêt qu'il nous portait. L'année pendant laquelle nous avons été son externe à l'hôpital Tenon sera certainement une de celles dont nous garderons le meilleur souvenir.

Nous adressons tous nos remerciements à M. Terrier, qui, pendant notre année d'externat à l'hôpital Bichat, nous a initié aux principes de la chirurgie.

Que M. C. Paul, notre maître à l'hôpital Lariboisière, que MM. Mesnet, Hanot et Tapret qui ont dirigé le début de nos études médicales reçoivent ici l'assurance de notre reconnaissance.

Nous remercions M. Jeannel, professeur à l'Ecole de médecine de Toulouse, de son obligeance à mettre à notre disposition des documents inédits sur la question que nous allons traiter.

Nous assurons de tout notre dévouement M. Descroizilles, dans le service duquel, à l'hôpital des Enfants-Malades, nous terminions notre internat. Ses leçons sur les maladies des enfants et les conseils qu'il nous a donnés concernant la thérapeutique infantile, nous seront d'un grand secours dans la pratique de la clientèle.

Que M. le professeur Fournier veuille bien agréer l'assurance de notre reconnaissance pour l'insigne honneur qu'il nous a fait en voulant bien accepter la présidence de notre thèse.

HISTORIQUE

Ce fut seulement au commencement du siècle dernier qu'on parla pour la première fois de l'opération de l'anus contre nature. Littre ayant fait en 1710 l'autopsie d'un enfant mort d'atrésie rectale, présenta le corps de cet enfant à l'Académie des sciences en regrettant qu'il lui eut été impossible de faire avant la mort le diagnostic de la malformation congénitale. D'après le rapport de Fontenelle sur cette communication, Littre eut voulu tenter une opération dans laquelle il eut ouvert le ventre et sectionné l'intestin dont la partie supérieure serait venue s'aboucher à l'orifice de la paroi abdominale, cet orifice ne devant jamais se refermer pour remplir jusqu'à la fin de la vie les fonctions d'anus. Le texte exact du compte rendu de la séance a d'ailleurs été retrouvé par Louis Petit, et, d'après ce texte, voici dans quels termes Littre exprima son idée : « Il eut fallu faire une incision sur un des côtés du ventre, près le muscle droit, en suivant sa direction, en commençant au-dessous du nombril et finissant à l'os pubis du même côté ; conduire le bout supérieur du boyau jusqu'au bord extérieur de la plaie du ventre et le maintenir par les moyens du fil et du bandage jusqu'à ce qu'il fut devenu adhérent par le suc nourricier ».

Littre n'eut pas l'occasion de réaliser la proposition

qu'il venait de faire ; son idée ne rencontra d'ailleurs que des incrédules parmi les chirurgiens de l'époque. Hévin, membre de l'Académie royale de chirurgie, le combattit vigoureusement ; Van Swieten ne s'en occupa même pas.

En 1770, Pillore, de Rouen, reprit la théorie émise par Littre soixante ans plus tôt, et établit le premier anus artificiel pour un cas de cancer de l'S iliaque. Il dut, étant donné le siège de la lésion, pratiquer son opération à droite, sur le cæcum.

Renault, maître de chirurgie à Joinville, en Champagne, établissait en 1772, un anus à gauche dans des conditions tout à fait spéciales. Un malade atteint de hernie étranglée, avait guéri spontanément par la formation d'un anus contre nature. Mais au bout de quelque temps, l'orifice se ferma et les signes de l'étranglement intestinal reparurent aussitôt. Renault, appelé en toute hâte, incisa la paroi intestinale et l'intestin, rétablissant ainsi le cours des matières. L'anus ainsi formé fut maintenu ouvert avec le plus grand soin et le malade guérit. L'Académie décerna à Renault, pour ce fait, une médaille d'or.

En 1783, Antoine Dubois se trouvant dans des conditions identiques à celles qui avaient motivé la communication de Littre, créa un anus dans la région inguinale gauche d'un enfant qui succomba peu de jours après l'opération. Enfin, Duret, de Brest, obtenait le premier succès complet dans une colotomie pratiquée chez un enfant nouveau-né.

Quelques années plus tard, Dupuytren tenta d'ériger

en principe définitif le procédé opératoire que Pillore n'avait employé que dans des conditions tout à fait spéciales, et, en 1818, le grand chirurgien de l'époque essayait de créer un anus contre nature dans la fosse iliaque droite, sur le cæcum. Le seul but que Dupuytren poursuivait était de pouvoir saisir le gros intestin en dehors du péritoine.

A peu près à la même époque, en 1813, un chirurgien suédois, Callisen, rappelait que quelques opérateurs avaient proposé d'établir un anus artificiel dans la région lombaire gauche et émettait l'avis que, si cette tentative offrait peu de chances de succès, elle permettait du moins d'atteindre l'intestin plus facilement dans cette région que dans la région iliaque. Callisen ne revendiquait donc pas l'idée de la colotomie lombaire dont le véritable créateur paraît avoir été Fyne, de Genève, et semblait même n'avoir qu'une médiocre confiance dans le résultat final de l'opération. Le procédé de Callisen rencontra, dès le début, une vigoureuse opposition de la part de tous les opérateurs ; il n'y eut guère qu'Allan qui l'encouragea tout en faisant d'ailleurs beaucoup de restrictions. La question resta stationnaire jusqu'en 1839, où un chirurgien de Paris, Amussat, lut à l'Académie de médecine un mémoire dans lequel il reprenait l'idée de la colotomie pratiquée dans la région lombaire. Son principal argument en faveur du nouveau genre d'opération, était la certitude qu'avait l'opérateur de ne pas léser le péritoine. Ce fut lui qui créa véritablement l'anus lombaire et qui donna toutes les règles à suivre dans son établissement. Le manuel opératoire est resté tel qu'il l'avait indiqué, sauf une légère modification apportée par Baudens et consistant à faire une incision légèrement oblique au lieu de l'incision transversale recommandée par Amussat.

Les deux procédés, anus iliaque et anus lombaire, conservèrent chacun leurs partisans et ne donnèrent lieu pendant longtemps à aucune discussion importante. Dans son traité de pathologie chirurgicale, Nélaton s'appliqua à perfectionner l'anus artificiel de Littre et le constitua tel qu'il devait rester jusqu'en 1885.

Au commencement de cette année-là, parut dans la *Semaine médicale* le compte rendu d'une clinique de M. le professeur Verneuil sur la description d'un nouveau procédé de colotomie par la méthode de Littre. Trois mois après, M. Reclus portait la question de la colotomie au congrès de chirurgie.

A cette époque, les chirurgiens français étaient divisés sur le choix du manuel opératoire, chaque parti comptant parmi ses défenseurs, des opérateurs dont la compétence était absolument indiscutable. L'anus iliaque était surtout défendu par MM. les professeurs Verneuil et Richet et par M. Reclus. L'anus lombaire était protégé par M. le professeur Trélat, MM. Tillaux et Labbé. La plupart des chirurgiens étrangers, surtout les anglais, s'étaient rangés du côté de l'anus lombaire. Seuls à peu près, Maydl en Autriche et Knie en Russie avaient adopté l'anus iliaque, s'étaient spécialement occupés de la question et avaient apporté au mode opératoire d'importantes modifications que nous aurons à étudier et à décrire dans le cours de notre étude.

La discussion soulevée au congrès de chirurgie de

1885, dans la séance du 9 août, permit à MM. Verneuil et Reclus de réfuter les principaux arguments invoqués par les partisans de la colotomie lombaire. En effet, l'anus iliaque placé en avant, n'est pas plus incommode que l'anus lombaire placé en arrière ; il offre, en outre, cet avantage de permettre au malade de surveiller lui-même l'orifice anormal et de vaquer sans le secours d'aucun aide aux soins de propreté que nécessite son infirmité. Le procédé décrit par M. le professeur Verneuil dans sa clinique, remédiait au rétrécissement si souvent consécutif à l'opération, et, en s'opposant absolument au passage des matières dans le bout inférieur de l'intestin, offrait l'immense avantage de constituer un éperon plus sûr que celui du procédé d'Amussat.

Un des principaux arguments de la colotomie lombaire était la fixité presque constante du côlon, tandis que l'S iliaque, grâce à la laxité de son méso pouvait subir des déplacements considérables. Cette théorie paraissait irréfutable, à tel point qu'Huguier avait proposé de rechercher toujours l'S iliaque à droite, se basant sur la fréquence de cette partie de l'intestin dans la fosse iliaque droite. M. Reclus eut l'idée de réunir les études faites sur ce sujet et trouva que, d'après les statistiques des différents auteurs, l'S iliaque était bien loin de subir tous les déplacements qu'on lui attribuait. En effet, sur 134 observations, Giraldès trouva 114 fois l'S iliaque à gauche, Curling 85 fois sur 100, Bourcart 117 fois sur 150. D'après ces statistiques, l'S iliaque se trouvait donc à sa place dans la proportion de 85 fois pour 100. Ces recherches portaient surtout sur des enfants, et si on réfléchit que, chez l'adulte, les déplacements sont encore plus rares, on peut conclure que les anomalies de situation de cette partie de l'intestin sont loin d'être fréquentes. En outre, l'incision faite à gauche permet de distinguer avec la plus grande facilité l'intestin grêle du gros intestin et d'attirer ce dernier au dehors sans la moindre difficulté. Il n'en est pas de même dans le colotomie lombaire, opération difficile, à tel point qu'au congrès de Copenhague, le professeur Trélat apportait deux observations de cas où il avait saisi l'intestin grêle au lieu de côlon. Curling, quoique absolument partisan du procédé d'Amussat, mentionnait également de semblables erreurs.

Enfin l'ouverture du péritoine invoquée contre l'anus iliaque perdait toute sa valeur depuis que les progrès de l'antisepsie avaient démontré la tolérance incroyable du péritoine dans toutes les opérations abdominales.

Depuis lors la question de l'anus artificiel a été mise plusieurs fois à l'ordre du jour de la Société de chirurgie. A chaque discussion, la colotomie iliaque a fait de grands progrès et peu à peu les plus ardents défenseurs de l'anus lombaire sont devenus partisans de la méthode de Littre. La colotomie de la région lombaire n'est plus pratiquée que dans des cas tout à fait exceptionnels, où, seule, elle peut rendre des services, lorsque par exemple un cancer siège sur l'S iliaque et s'oppose à l'établissement d'un anus à cet endroit.

Les différents procédés employés aujourd'hui pour établir l'anus iliaque sont assez nombreux. Le procédé de Littre, modifié par Nélaton et appliqué surtout par ce dernier à l'entérotomie, on doit retenir particulièrement ceux de Madelung, de Verneuil, de Maydl, de Reclus. Ce sont ces différents procédés que nous allons successivement passer en revue.

CONSIDÉRATIONS ANATOMIQUES

Quel que soit le mode opératoire auquel on ait recours pour éablir l'anus de Littre, l'intervention chirurgicale a lieu dans cette partie de l'abdomen désignée sous le nom de région iliaque gauche. L'S iliaque, cette portion de l'intestin que le chirurgien s'efforcera d'atteindre, occupe la partie profonde de la région. Il repose sur l'os des îles dont il est séparé par le psoas iliaque et par une couche cellulo-fibreuse contenant quelques ganglions lymphatiques ainsi que les vaisseaux et les nerfs spéciaux à cette partie du corps. L'S iliaque occupe donc, avec les tissus sous-jacents que nous venons de nommer, la partie de la région appelée fosse iliaque interne. Cette fosse est nettement délimitée par la crête de l'os des îles en haut et en dehors, par l'arcade qui sous-tend le bord antérieur en bas et en avant, par la symphyse sacro-iliaque et le détroit supérieur du bassin en dedans.

Si nous recherchons les limites correspondantes à cettefosse sur la paroi antéro-latérale de l'abdomen, nous voyons qu'elles sont purement artificielles. Elles sont en effet constituées : 1° par une ligne transversale étendue de la partie la plus élevée de la crête iliaque d'un côté à la partie semblable du côté opposé et interrompue par une ligne perpendiculaire élevée de l'épine du pubis; 2° par une ligne sinueuse correspondant au contour du bord antérieur de l'os coxal. C'est dans l'espace compris entre ces limites fictives que le chirurgien fera son incision. Mais avant d'atteindre l'intestin il devra traverser toutes les couches de la paroi abdominale dont l'étude anatomique est des plus intéressantes à connaître, car la disposition des tissus peut rendre quelques services à l'opérateur, de même que, dans certains cas, elle peut lui créer de grandes difficultés à plus ou moins brève échéance.

Le chirurgien sectionnant la paroi antéro-latérale de l'abdomen, rencontrera successivement :

1° La peau qui n'offre aucun caractère particulier si ce n'est la présence de cicatrices blanchâtres appelées vergetures qu'on observe fréquemment chez les femmes ayant eu des enfants et chez les personnes dont la peau a été soumise, pour une cause pathologique quelconque à une distension considérable.

2° Le fascia superficialis décomposable en deux couches, ce qui permet aux épanchements de la région de fuser dans des directions différentes selon la partie du fascia qu'ils occupent.

3° Une légère toile celluleuse.

4° Le muscle grand oblique et son aponévrose. Ses fibres musculaires se dirigent en bas et en avant. Il en est de même de ses fibres aponévrotiques qui se présentent avec un aspect nacré pouvant servir de point de repère à l'opérateur.

5° Le muscle petit oblique.

6° Le muscle transverse.

Si cette triple couche musculaire de la paroi antéro-latérale de l'abdomen est d'une utilité incontestable pour la résistance de cette paroi, elle n'en constitue pas moins un sérieux obstacle pour l'établissement d'un anus contre nature d'après le procédé de Littre. En effet, l'incision faite à l'aponénose du muscle grand oblique ainsi qu'aux fibres des muscles petit oblique et transverse, sépare ces fibres plutôt qu'elle ne les divise. En outre, ainsi que l'a fait remarquer M. le professeur Verneuil, la boutonnière est à la fois cutanée à l'extérieur, séreuse à la face profonde et fibro-musculaire dans l'interstice, disposition qui crée une tendance naturelle des lèvres de la plaie à s'accoler rapidement, quelquefois même dès la fin de l'opération, et à faire perdre au malade tout le bénéfice de l'intervention. C'est d'ailleurs pour remédier à cet état de choses que M. Verneuil imagina le procédé opératoire qui fit le sujet de sa clinique et que nous allons bientôt décrire.

7° Le fascia transversalis.

8° Une couche de tissu cellulaire séparant le fascia transversalis du péritoine. C'est dans cette couche, à la partie inférieure de laquelle A. Cooper a donné le nom de fascia propria, que s'observent les lipomes sous-péritonéaux, qui, dans quelques cas, ont pu créer de sérieuses difficultés à l'opération.

9° Le péritoine qui entoure l'S iliaque en lui formant un méso. « Le méso, commun à l'S iliaque et au rectum commence au niveau du bord externe du psoas, à l'endroit où finit le mésocôlon descendant. Sa ligne d'insertion se dirige transversalement à droite, devant le psoas sur lequel elle décrit souvent une courbe à concavité supérieure, arrivé sur la bifurcation des vaisseaux iliaques pour descendre ensuite dans le petit bassin, cheminer sur la face antérieure du sacrum en se rapprochant de plus en plus de la ligne médiane et devenir sans transition celle du rectum pour se terminer au niveau de la troisième vertèbre sacrée » (Baraban). La longueur de l'insertion du mésoiliaque est de 10 centimètres environ; celle du bord libre du repli est plus considérable puisqu'elle doit s'adapter à toute la longueur de l'S. Sa hauteur est variable : presque nulle au niveau du psoas, elle a environ 12 centimètres à sa partie moyenne. On l'a vue atteindre jusqu'à 27 centimètres, et donner dans ces cas, une mobilité telle à l'S iliaque, que ce dernier a pu abandonner la fosse iliaque gauche et aller se mettre en rapport, à droite, avec le cæcum. Cette disposition peut gêner l'établissement d'un anus contre nature, et elle a paru si fréquente à quelques anatomistes, qu'Huguier n'a pas craint, ainsi que nous l'avons dit dans notre historique, de proposer la recherche constante de l'S iliaque à droite. Nous savons également que les statistiques n'autorisent en rien cette manière d'agir puisque nous avons vu l'S iliaque à sa place dans une proportion supérieure à 85 fois sur 100.

10° L'S iliaque. — La longueur de cette partie de l'intestin est très variable. Sa forme est loin d'affecter la régularité de l'S romain auquel on l'a comparé. Dans une discussion soutenue à la Société anatomique au mois de mars 1889, le trajet suivant a été reconnu comme le plus fréquent que suit cette partie du tube intestinal. Le gros intestin, après avoir formé le côlon descendant, arrive au niveau de la crête iliaque, traverse la fosse iliaque gauche dans une direction à peu près rectiligne jusqu'au niveau du détroit supérieur. Là, l'intestin plonge dans le petit bassin, passe de gauche à droite transversalement devant la concavité sacrée. Arrivé au niveau du flanc droit de l'extrémité pelvienne, l'intestin se recourbe de nouveau pour se porter alors en bas et légèrement à gauche. Au niveau à peu près de l'articulation sacro-iliaque droite, l'S iliaque se continue avec le rectum. Dans quelques cas, ainsi que l'ont fait remarquer MM. Hartmann et Walther dans leurs communications à la Société anatomique, l'anse formée par l'S est si considérable qu'on l'a vue remonter jusqu'au niveau de l'épigastre.

C'est généralement la partie rectiligne, celle qui fait suite au côlon descendant, que le chirurgien atteint en pratiquant l'opération de l'anus iliaque.

Après l'incision de toutes les couches de la paroi abdominale, cette partie de l'anse iliaque se présente d'elle-même à l'exploration. Dans les cas où, par suite de la trop grande laxité du méso, l'S est déplacé et où une anse de l'intestin grêle vient s'offrir à la main de l'opérateur, il faut refouler cette dernière et se mettre à la recherche de l'S.

M. Tillaux, dans son traité de chirurgie, donne les conseils suivants pour reconnaître l'S iliaque ou le rechercher dans les cas de déplacement : à première vue, le gros intestin offre à considérer des bosselures, des bandelettes musculaires longitudinales et surtout des houppes graisseuses appendues à son bord adhérent. Mais, si l'S iliaque est déplacé il faut avoir recours à une observation plus sérieuse. Étant donné que l'intestin grêle flotte librement dans la cavité, tandis que l'S est fixé dans la fosse iliaque par son méso, le bord gauche de ce repli se continue avec le péritoine qui recouvre la fosse iliaque interne. Si donc on porte un doigt à travers la plaie dans cette fosse, à la surface du muscle iliaque, et qu'on glisse le doigt de dehors en dedans, on est nécessairement arrêté dans le point où le péritoine se réfléchit pour former le feuillet gauche du mésocôlon iliaque et l'organe sur lequel se fait cette réflexion ne peut être que l'S iliaque. Recourbant le doigt en crochet, on attire le viscère à la plaie extérieure et on peut alors contrôler cette partie d'intestin grâce aux signes donnés plus haut.

Telle est la disposition anatomique de la région dans laquelle le chirurgien va opérer. Etudions maintenant les différents procédés en usage pour établir un anus artificiel dans la région iliaque gauche.

PROCÉDÉ DE LITTRE

En décrivant l'anus iliaque d'après le procédé de Littre, Nélaton paraît avoir eu surtout en vue d'éviter trois choses dans le cours de l'opération : 1° une trop large incision des tissus de la paroi antéro-latérale de l'abdomen ; 2° l'introduction des doigts de l'opérateur dans l'ouverture faite à la paroi ; 3° la chute des matières fécales dans le péritoine à la suite de l'ouverture de l'intestin. Aussi, pour remplir ce triple but, Nélaton a-t-il donné dans le tome IV de son traité de pathologie chirurgicale des règles opératoires absolument précises, et, dans les cas où l'anus de Littre est encore établi aujourd'hui, c'est toujours à la méthode telle qu'il l'a définie qu'on doit avoir recours.

Pour constituer un anus iliaque, d'après ce procédé, le malade est couché, les jambes allongées, le bassin légèrement soulevé par un coussin. On pratique dans la région iliaque gauche une incision aussi petite que possible, ne devant pas dépasser trois centimètres si l'opération est faite chez un enfant, sept centimètres si elle est tentée sur un adulte. Cette incision qui, d'après Nélaton, doit être parallèle à l'arcade crurale, devrait au contraire, d'après Giraldès, s'écarter quelque peu de la direction de cette arcade ; commençant au-dessus du ligament de Fallope, au niveau de la partie moyenne environ, elle se dirigerait obliquement en dehors dans la direction de l'épine iliaque antérieure et supérieure. Cette incision donne peu de sang, la région étant peu vasculaire ; il n'en serait pas de même, si elle était commencée un peu trop en dedans, car le bistouri de l'opérateur rencontrerait alors l'artère sous-cutanée abdominale.

Toutes les couches de la paroi abdominale sont incisées lentement, les unes après les autres, jusqu'au fascia transversalis. Ce dernier étant coupé à son tour, le péritoine est mis à découvert. On pratique alors à ce dernier une petite ouverture qu'on agrandit ensuite sur la sonde cannelée. Nous savons déjà que l'S iliaque doit se présenter de lui-même à l'œil de l'opérateur ; nous connaissons également les moyens de le reconnaître et de l'attirer en cas de déplacement. Nélaton recommande de n'exercer aucune traction sérieuse sur l'anse intestinale. Celle-ci, en effet, doit être saisie doucement avec une pince et fixée immédiatement à la plaie abdominale par deux points de suture placés aux deux extrémités de l'incision. Puis, l'intestin étant ainsi fixé et n'ayant plus aucune tendance à rentrer dans la cavité abdominale, l'opérateur choisit une aiguille courbe, aussi fine que possible, et chargée d'un fil d'argent. Avec cette aiguille, le chirurgien perfore la paroi antérieure de l'intestin de dehors en dedans, puis de dedans en dehors et revient percer une des lèvres de la plaie abdominale pour sortir à quelques millimètres dans l'épaisseur des tissus. Le point de suture ainsi placé comprend donc dans son anse une partie du calibre de l'intestin et le rebord profond de la plaie abdominale. On fait de même un deuxième point de suture sur la lèvre opposée ; lorsque la couronne est formée, on peut inciser l'intestin au milieu, dans une étendue de deux centimètres au plus.

Quelquefois aussitôt après l'opération, le plus souvent quelques jours seulement après l'ouverture de l'intestin, il s'échappe par l'orifice une certaine quantité de gaz et de matières fécales. Si les sutures ont été bien faites, nulle crainte à avoir de la pénétration de ces matières dans la cavité abdominale. Il semble même indiqué de favoriser dès le début l'évacuation complète des matières en réserve dans le tube intestinal : il suffit, avec l'aide du doigt, d'introduire une sonde dans l'intestin et d'y pousser une injection.

Les soins consécutifs sont des plus simples ; un pansement ordinaire doit être placé sur l'ouverture abdominale et changé aussi souvent qu'il sera nécessaire de le faire, car une des conditions essentielles de la réussite de l'opération est la propreté absolue de la région.

Une fois l'anus établi, il est à craindre de voir se produire une complication signalée pour la première fois par Duret. Quelques jours après l'opération, il n'est pas rare de voir l'orifice anormal livrer passage aux tuniques de l'intestin. Il en résulte un prolapsus de ces tuniques, offrant l'aspect d'une petite tumeur rouge dont la saillie augmente assez rapidement. Il est souvent facile de reconnaître dans la tumeur formée par ce prolapsus la présence de deux petits orifices conduisant dans les parties supérieures et inférieures de l'intestin. Goyrand, d'Aix, semble avoir donné une juste explication de cet accident : d'après lui, la partie postérieure de l'intestin substituée à la paroi abdominale n'offre pas assez de résistance pour supporter la pression des viscères et se trouve forcément poussée en dehors de la cavité. Aussi est-il toujours prudent, peu de jours après l'opération, d'appliquer sur l'anus artificiel un pansement compressif pour s'opposer à cette hernie des tuniques.

Si l'anus de Littre ainsi établi paraît d'une conception très facile, les résultats qu'il procure sont loin d'être absolument satisfaisants. En effet, cet anus ne possède pas d'éperon, et les matières venant du bout supérieur ont toute tendance à pénétrer dans la portion intestinale située au-dessous de l'orifice anormal ; il en résulte une distension continue de cette paroi inférieure, une irritation perpétuelle qui, peu de jours après l'opération, sinon immédiatement, procurent au malade le même ténesme, les mêmes épreintes qu'avant l'établissement de l'anus artificiel. Si la boutonnière pratiquée à la paroi abdominale restait béante et de grandeur égale à celle qu'on avait créée, les matières auraient peut-être plus de tendance à s'engager dans cette boutonnière et le malade pourrait en retirer un soulagement considérable. Mais cet orifice est destiné à se rétrécir presque fatalement. Ainsi que l'a démontré le professeur Verneuil, les sutures pratiquées pour la constitution de l'anus provoquent autour de l'orifice artificiel une inflammation assez intense qui peut souvent s'étendre dans une zone de deux ou trois centimètres. Ce travail inflammatoire se calme, il est vrai, de lui-même, mais, par suite de l'induration, les tissus se contractent lentement et ne tardent pas à resserrer concentriquement l'anus artificiel. Il devient alors nécessaire de combattre le rétrécissement par l'introduction de mèches qui irritent l'orifice et peuvent amener une nouvelle inflammation. En outre, si la dilatation pratiquée est trop considérable, on voit, à la difficulté de la sortie des matières, succéder un accident tout aussi grave : nous voulons parler du prolapsus que nous avons déjà signalé.

Les points de suture eux-mêmes, en contact permanent avec les matières issues de l'intestin, peuvent, si l'antisepsie la plus rigoureuse n'a pas présidé aux pansements si fréquents qu'il est nécessaire de faire, s'enflammer et donner lieu à des phlegmons d'une extrême gravité.

A côté de tous ces inconvénients, l'anus de Littre offre sur les autres procédés un avantage considérable : c'est le plus curable des anus contre nature. Dans les cas où l'anus n'a pas été établi à vie et où il est nécessaire de procéder à une seconde opération pour rendre aux matières leur cours normal qu'on avait dû détourner momentanément, il peut rendre de grands services. Il suffit, en effet, de détacher les adhérences de l'S iliaque tout le long des bords de l'ouverture, de suturer l'ntestin par un procédé quelconque, de réduire ce dernier dans le ventre et de fermer la cavité abdominale.

En résumé, l'anus de Littre est excellent comme anus passager. Il n'est pas pratique comme anus établi à demeure.

PROCÉDÉ DE MADELUNG

Nous n'insisterons que fort peu sur ce procédé qui paraît aujourd'hui complètement tombé dans l'oubli. La statistique des résultats obtenus par ce genre d'opération est des plus mauvaises et la mortalité immédiate a été considérable dans les interventions où il a été employé.

Le procédé de Madelung consiste à aller à la recherche de l'intestin par les mêmes moyens que nous avons vu employer dans l'établissement de l'anus de Littre. L'anse intestinale, une fois découverte, est attirée au dehors, puis complètement sectionnée. Le bout inférieur est alors entièrement obturé par une série de points de suture ou plutôt par une simple ligature ; il est ensuite rentré et abandonné dans la cavité abdominale. Le bout supérieur, au contraire, est suturé à la plaie de la paroi, de telle façon que son orifice vienne s'aboucher directement avec l'ouverture pratiquée à l'abdomen. Le pansement consécutif est le même que dans la colotomie de Littre.

Le procédé de Madelung n'offre aucun avantage sur celui de Littre. Comme lui, il est exposé au rétrécissement consécutif de l'anus artificiel, au prolapsus des tuniques de l'intestin, aux petits abcès se produisant au niveau des points de suture. Il offre en outre de grands inconvénients.

La ligature du bout inférieur de l'intestin offre de grandes difficultés, à tel point qu'il est arrivé à plusieurs opérateurs et à Madelung lui-même de suturer le bout supérieur, amenant ainsi de graves accidents d'obstruction et la mort à brève échéance. Si nous nous reportons en outre, aux considérations anatomiques que nous avons exposées sur la situation de l'S iliaque, nous verrons que, dans la colotomie, l'ouverture de cette partie de l'intestin se fait généralement à la portion supérieure de son trajet. Dans les cas ordinaires, la distance qui sépare l'anus artificiel du rectum est peu considérable ; mais il n'est pas rare de voir l'S augmenté de longueur, de sorte qu'un espace de 50 à 60 centimètres peut exister entre le rectum et l'orifice pratiqué au tube intestinal. Le procédé de Madelung nécessite un lavage soigné du bout inférieur de l'intestin avant de le suturer ; or, il devient impossible de remplir cette condition sur une étendue aussi considérable que celle qui peut exister dans certains cas. MM. Verneuil et Reclus, dans leurs expériences sur le drainage de l'intestin ont d'ailleurs démontré qu'un lavage complet de ce bout inférieur n'était pas possible, même lorsqu'il n'existait pas une augmentation de longueur.

Un autre inconvénient du procédé de Madelung, est la persistance fréquente du ténesme et des douleurs après l'opération. Nous savons, en effet, que les douleurs cessent habituellement après la fixation de l'intestin. Le soulagement éprouvé par les malades paraît dû à l'absence de pression de la partie supérieure de l'intestin sur la tumeur, à la suite de la traction exercée sur cette partie pour la fixation de l'anse intestinale. Dans la méthode de Madelung, au lieu de chercher à diminuer cette pression, on abandonne dans la cavité abdominale l'anse qui vient peser de tout son poids sur la partie du rectum où siège la lésion.

En outre, les sécrétions qui continuent à se produire dans la partie inférieure du tube intestinal s'accumulent aussi au niveau de la tumeur qui crée un obstacle à leur écoulement et viennent augmenter les épreintes si douloureuses pour le malade en même temps qu'elles amènent une distension énorme du bout inférieur.

Ce procédé n'offre donc aucun dédommagement aux nombreux inconvénients qu'il présente dans son exécution. Aussi, grâce à ses difficultés et à ses dangers, l'opération de Madelung est aujourd'hui absolument abandonnée par tous les chirurgiens.

PROCÉDÉ DE VERNEUIL

L'anus contre nature, ainsi que l'a dit M. le professeur Verneuil, étant le plus souvent destiné à remédier aux accidents produits par des affections chroniques et incurables de l'extrémité inférieure de l'intestin, a toutes chances, après son établissement, de rester à demeure jusqu'à la fin de la vie. Il doit donc fonctionner régulièrement depuis le jour de son établissement jusqu'au dernier jour de l'existence du malade. Or, nous avons vu qu'un des plus grands inconvénients de la méthode de Littre était de produire un anus qui, sous différentes influences, ne tardait pas à se rétrécir considérablement et à ne plus livrer que difficilement issue aux matières provenant du bout supérieur de l'intestin.

Pour remédier à ces désavantages, M. Verneuil chercha à créer un éperon s'opposant au passage des matières dans le bout inférieur et à faire l'incision de la paroi abdominale de telle façon que l'orifice établi n'ait aucune tendance à se rétrécir sous l'influence de la contraction de la couche fibro-musculaire ou couche moyenne de la paroi abdominale.

Ce fut dans une clinique faite au commencement de l'année 1885 que M. Verneuil exposa le résultat de ses recherches et décrivit son nouveau procédé. D'après cette nouvelle manière d'opérer, les diverses phases de l'établissement de l'anus peuvent se diviser en quatre temps.

1er TEMPS. *Recherche de l'intestin.*— La région inguino-pubienne ayant été soigneusement désinfectée, le malade est couché horizontalement, de telle façon que la tête soit un peu basse et les cuisses allongées afin que la paroi abdominale ne soit pas trop relâchée. A l'union du tiers externe et des deux tiers internes de l'arcade crurale, on élève une ligne allant rejoindre l'ombilic. Sur cette ligne est pratiquée, de haut en bas et de dedans en dehors, une incision de trois à quatre centimètres venant se terminer perpendiculairement sur le ligament de Fallope. Toutes les couches de la paroi abdominale sont incisées franchement jusqu'à l'aponévrose du grand oblique. Puis, le petit oblique, le transverse, le fascia transversalis et le péritoine sont sectionnés à petits coups de ciseaux. Pendant tout le temps que dure cette opération, l'hémostase doit être pratiquée soigneusement au moyen de pinces appliquées sur les vaisseaux un peu volumineux et donnant après leur ouverture une certaine quantité de sang. D'autres pinces sont placées sur tout le pourtour de l'incision et renversées au dehors pour mettre nettement l'intestin à découvert.

2e TEMPS. *L'intestin est attiré.* — L'S iliaque, qu'il ait été reconnu de suite ou qu'il n'ait été découvert qu'après plusieurs tâtonnements, se reconnaît facilement à ses appendices graisseux et à ses bandes longitudinales. Dès lors, l'anse est saisie avec une pince et attirée au dehors de l'incision. Il suffit de faire hernier les trois quarts de cette anse pour pouvoir opérer assez facilement. Dès que l'intestin forme au niveau de la paroi abdominale une tumeur de la grosseur d'un œuf de poule, on le transfixe à sa base au moyen de deux longues aiguilles qui, reposant par toute leur longueur sur le ventre, le maintiennent parfaitement en dehors.

3e TEMPS. *Fixation de l'intestin.* — Il s'agit alors de fixer l'intestin et le procédé le plus commode est l'application d'une quinzaine de sutures métalliques. M. le professeur Verneuil recommande de se servir du chasse-fil à aiguille concave qu'on introduit indifféremment de dehors en dedans ou de dedans en dehors. Quand l'intestin est bien fixé à toutes les couches de la paroi abdominale et au péritoine, on ferme les sutures en tordant les fils. La plaie doit être alors soigneusement lavée et désinfectée avec un liquide antiseptique.

4e TEMPS. *Ouverture de l'intestin.* — Pour ouvrir l'intestin, on pratique la résection de toute la partie herniée. Cette résection se fait en coupant l'intestin à 3 ou 4 millimètres de la ligne des sutures afin que l'ouverture soit bordée par une petite partie de la paroi intestinale. Il faut autant que possible, éviter de se servir de ciseaux et de bistouri pour pratiquer cette section, car des hémorrhagies assez importantes peuvent se produire. Aussi l'intestin doit-il être ouvert de préférence au thermocautère.

Une fois l'intestin ouvert, le chirurgien ne doit se préoccuper nullement des garde-robes consécutives. Si la région incisée est gorgée de scybales, il suffit de les enlever aussitôt, mais, dans le cas contraire, il ne faut avoir aucun souci des selles qui ne tarderont pas, selon toute probabilité, à se régulariser d'elles-mêmes. Il y a toutes chances, en effet, de voir le malade aller à la garde-robe dans les deux ou trois jours consécutifs à l'opération. Le mieux est de toucher le moins possible à la plaie ; aussi est-ce dans ce but qu'on évitera de cathétériser le tube intestinal et de pratiquer des lavages dans sa cavité.

La durée de l'opération entière est de 25 minutes environ.

Si on examine la plaie abdominale après l'établissement de l'anus artificiel on aperçoit une surface rougeâtre, ridée, correspondant à la muqueuse intestinale. Avec un peu d'attention, il est facile de reconnaître la présence de deux petits orifices revenus sur eux-mêmes, et siégeant aux bords interne et externe de la plaie. Ils sont séparés par un éperon d'un travers de doigt environ; ces deux orifices conduisent dans les bouts supérieur et inférieur de l'intestin. Il est dès lors facile de se rendre compte que, grâce à la présence de cet éperon, les matières fécales ne pourront pas s'engager dans le bout inférieur et seront absolument obligées de passer par l'anus artificiel.

Toute la région opératoire est recouverte d'un pansement des plus simples. Une éponge un peu concave imbibée d'un liquide antiseptique est placée sur l'anus artificiel. Tout le pourtour est garni de mousseline également imbibée. Une couche d'ouate et un bandage de corps recouvrent le tout.

Les sutures sont abandonnées à elles-mêmes et se détachent généralement spontanément du dixième au vingtième jour après l'opération.

Le procédé employé par M. le professeur Verneuil pour établir un anus contre nature diffère donc de celui de Littre : 1° par la variété de son incision ; 2° par la formation préméditée d'un éperon séparant les deux bouts de l'intestin ; 3° par l'emploi de l'entérectomie au lieu de l'entérotomie.

L'incision oblique de M. Verneuil en supprimant dans une certaine mesure le rapprochement immédiat des lèvres de l'ouverture faite à la paroi abdominale a cependant l'inconvénient de prédisposer davantage à une procidence assez considérable de la muqueuse intestinale, et, dans cette même clinique, l'auteur se demandait déjà s'il ne reviendrait pas à l'incision de Littre parallèle à l'arcade crurale, tout en l'allongeant quelque peu. Aujourd'hui, M. Verneuil a complètement renoncé à son incision oblique.

L'entérectomie substituée à l'entérotomie avait pour but de ne pas laisser en dehors de l'abdomen une quantité trop considérable d'intestin. Enfin, grâce à l'éperon le cours des matières était définitivement arrêté au niveau de l'anus anormal, le bout supérieur et le bout inférieur se trouvant par la constitution de cet éperon accolés comme les deux canons d'un fusil. La juxtaposition des deux parois assure l'issue au dehors de la totalité des matières fécales ; il serait impossible à la moindre parcelle d'excréments de s'engager dans le bout rectal. Le même but que Madelung était atteint sans avoir recours à un procédé rendu si dangereux par l'accumulation des sécrétions glandulaires dans le bout inférieur, par la distension consécutive des parois, par les inflammations diffuses et les ruptures imminentes de cette partie du tube digestif.

M. le professeur Verneuil apportait alors à l'appui de sa théorie les observations de trois anus contre nature établis à la suite de cancers inopérables du rectum. Le détail de ces observations a été donné en 1885 dans la thèse de Buhot. Le succès opératoire avait été complet. Depuis lors, cette opération a été faite un grand nombre de fois, tant par M. Verneuil que par ses élèves et toujours le résultat a été aussi satisfaisant. Dans une communication faite à la Société de chirurgie le 12 février dernier, M. Verneuil relate les quelques difficultés qu'il a rencontrées dans la pratique de son procédé. Une fois, l'opérateur a été gêné par une quantité assez considérable d'ascite qui lui a fait perdre de vue la boutonnière péritonéale et l'a obligé d'en pratiquer une seconde.

Une autre fois, des masses épiploïques sont venues rendre difficile la recherche de l'S iliaque. Plusieurs fois l'intestin grêle a masqué le gros intestin, mais il a toujours été facile de retrouver ce dernier. Joignons à ces quelques obstacles une difficulté signalée par quelques opérateurs, et consistant en la brièveté du méso et en la gêne qui en résultait pour attirer et fixer l'anse intestinale.

En résumé, ces inconvénients sont de peu d'importance et l'opération imaginée par M. le professeur Verneuil a facilité de beaucoup l'établissement de l'anus contre nature. Ce procédé est même le seul qui soit applicable dans les cas où il est nécessaire d'intervenir rapidement et de procurer au malade un soulagement immédiat. Lorsqu'en effet, l'obstruction est aiguë, lorsque la péritonite est menaçante, il faut lutter de vitesse avec les accidents et inciser l'intestin aussitôt pour livrer aux matières le passage le plus rapide. Dans ces cas, il est inutile d'essayer de recourir à aucun autre procédé. L'intestin sera attiré, suturé et réséqué selon le procédé de M. le professeur Verneuil. Cette opération constitue ce qu'on peut appeler l'établissement de l'anus iliaque en un temps.

PROCÉDÉ DE MAYDL DIT PROCÉDÉ AUTRICHIEN (1)

Dès l'année 1881, Maydl frappé des inconvénients du procédé de Littre cherchait à modifier l'opération de telle sorte qu'il pût parer, dans la mesure du possible, à la plupart de ces désavantages. Ce fut surtout l'inconvénient qu'offrait ce procédé de constituer un orifice absolument tangent à la paroi abdominale que Maydl visa tout d'abord. En effet, dans une brochure sur le cancer de l'intestin publiée en 1881, il faisait la proposition suivante : « Contrairement aux avis de Martini, de Billroth, de Dittel, de Gussenbauer qui obturent complètement le bout inférieur, ne devrait-on pas fixer à la peau toute la périphérie du segment supérieur de l'intestin ? On agirait de même avec le segment inférieur pour éviter toute canalisation subséquente, et, de cette façon, on éviterait l'inconvénient de voir les sécrétions muqueuses continuer à s'accumuler dans ce bout inférieur et à irriter la plaie ».

Les occasions manquèrent à Maydl dès le début pour mettre son idée en pratique, et ce ne fut que deux ans plus tard, à la clinique de son maître, le professeur Albert

(1) Maydl a bien voulu se mettre entièrement à notre disposition pour nous fournir les renseignements nécessaires à cette partie de notre travail ; c'est donc à son obligeance que nous devons la plupart des détails que nous allons exposer.

qu'il trouva le moyen d'exécuter l'opération suivant la théorie qu'il avait émise. Il s'agissait d'un enfant nouveau-né avec une atrésie du rectum ; après d'infructueuses recherches pour découvrir l'extrémité inférieure de l'intestin, Maydl décida d'établir un anus contre nature, et l'opération fut ainsi faite le 28 octobre 1883. La paroi intestinale ayant été incisée suivant la méthode de Littre, une anse intestinale fut attirée hors de l'abdomen, cousue par ses deux extrémités à la plaie de la paroi, puis sectionnée. Les deux parties de l'intestin se trouvaient ainsi accolées comme les tubes d'une lorgnette, et il était impossible aux matières venant du bout supérieur de s'engager dans le bout inférieur. L'enfant mourut malheureusement presque aussitôt après l'opération et il fut impossible de juger les résultats qu'aurait pu donner cette manière d'agir.

Le 4 et le 6 février 1884, dans deux cas de cancer inopérable du rectum, Maydl pratiquait la colotomie iliaque et apportait déjà de grands perfectionnements à son procédé. L'anse intestinale une fois attirée, on passa au travers du mésentère une compresse de gaze iodoformée ; puis comme dans le cas précédent, les deux extrémités de cette anse intestinale furent cousues aux bords de la plaie. En outre, les deux moitiés de cette anse furent suturées l'une à l'autre dans toute leur longueur, jusqu'à la bande de gaze iodoformée sur laquelle l'anse venait reposer. Maydl espérait ainsi, par la suture des deux moitiés de l'intestin, obtenir un éperon parfait, et le résultat devait donner absolument raison à sa tentative. En effet, l'intestin fut ouvert le sixième jour dans la première de ces opérations, le quatrième dans la seconde et il était facile, après cette ouverture, d'apercevoir les deux orifices intestinaux séparés par un éperon parfaitement constitué. Les suites de l'opération furent des plus régulières ; dans les deux cas, la première selle n'eut lieu que le quatorzième jour. Le 1er et le 13 mars, c'est-à-dire un mois environ après l'opération, les deux anus fonctionnaient parfaitement et les malades étaient abandonnés dans un état de santé aussi satisfaisant que possible.

Le 24 juin 1884, Maydl pratiquait de nouveau cette opération en suturant encore l'une à l'autre les deux moitiés de l'anse intestinale, mais en ayant soin de spécifier, dans le compte rendu de l'opération, que cette suture avait eu lieu au-dessous de la bande de gaze iodoformée passée au travers du méso.

Jusqu'en 1886, cette opération fut pratiquée ainsi onze fois avec succès pour des cas différents.

Dès le début, le professeur Albert s'était enthousiasmé du procédé de son élève, et en 1885, dans son traité de chirurgie, il s'exprimait ainsi : « Maydl emploie à ma clinique un nouveau procédé. Il attire l'S iliaque avec le mésocôlon et perfore ce dernier au-dessous de l'intestin. Une bande de gaze iodoformée est passée à travers cette ouverture. On laisse ainsi en dehors du ventre la partie d'intestin qui a été attirée, et on suture la séreuse de l'intestin avec le péritoine pariétal. Ensuite la plaie est enduite de collodion iodoformé et l'anse intestinale est ouverte au Paquelin ».

Maydl continua à opérer ainsi jusqu'en 1888, sans

chercher à donner une grande publicité à son procédé. Mais, le 14 novembre de cette même année parut dans le *Centrallblatt für Chirurgie*, une communication du professeur Knie, de Moscou, dans laquelle ce dernier paraissant ignorer toutes les recherches de Maydl, revendiquait l'idée première d'un procédé ne différant que fort peu de celui du chirurgien autrichien.

Dans cette communication, Knie recommandait, une fois l'anse intestinale attirée au dehors, de pratiquer au méso une ouverture assez large. Puis, au lieu de réunir, selon la théorie de Maydl les deux extrémités de l'anse intestinale au-dessous de la bande iodoformée et de les suturer, Knie fermait la plaie de la paroi abdominale au moyen de quelques points de suture en ne laissant que deux orifices correspondant aux points de sortie et de rentrée dans la cavité. De cette façon, l'anse intestinale herniée reposait sur un pont constitué par la paroi abdominale refermée; en outre, les deux extrémités de l'anse étaient, de leur côté, fixées à la paroi par une série de points de suture. Les choses étaient laissées en l'état pendant un laps de temps variant de quatre à huit jours, et alors que les adhérences paraissaient solides, l'intestin était ouvert ou, de préférence, réséqué dans toute la longueur de l'anse sortant de la cavité abdominale. Il ne restait plus alors que les deux orifices correspondant à l'ouverture des segments supérieur et inférieur de l'intestin.

Ainsi qu'on le voit, le procédé de Knie ne différait que fort peu de celui expérimenté par Maydl quelques années plus tôt. En effet, la bande de gaze iodoformée était remplacée par le pont formé par la paroi abdominale après sa suture, et les deux orifices, au lieu d'être accolés, se trouvaient distants l'un de l'autre de toute l'épaisseur de cette bande abdominale.

Maydl répondit à cette communication par la publication d'un mémoire dans lequel il donnait tous les détails de sa manière d'opérer, et montrait en même temps les désavantages du procédé tel que l'exposait Knie. Ce dernier, en effet, n'avait jamais eu l'occasion de pratiquer son opération à l'hôpital; toutes ses expériences avaient été faites sur des chiens. En outre, ce procédé avait le grand inconvénient d'être extrêmement compliqué et de n'être applicable que dans les cas d'anus à demeure.

Maydl profita également de l'occasion qui lui avait été offerte par Knie de faire paraître son mémoire, pour livrer à la publicité le détail de tous les perfectionnements apportés à son procédé. Aujourd'hui, Maydl agit donc ainsi : L'ouverture de la cavité abdominale est faite suivant les règles de Littre; l'auteur insiste sur la nécessité de diviser les muscles correspondants de la paroi suivant la direction de leurs faisceaux afin d'obtenir un sphincter artificiel pouvant, à la rigueur, rendre les services du sphincter de l'anus naturel. Puis, une partie de l'S iliaque est attirée au dehors, assez loin pour que le mésentère de l'anse ainsi attirée apparaisse dans la plaie abdominale. Une ouverture est alors faite dans le mésentère, au ras de l'intestin, au moyen d'une tige rigide et mousse. Dans cette ouverture, est introduite une sonde de caoutchouc durci ou une plume d'oie enveloppée de gaze iodoformée. De cette façon, le mésentère ne peut, par sa traction, entraîner dans l'abdomen l'anse intestinale ni les bandes iodoformées repliées, complication que Maydl put observer lui-même deux fois au début de sa pratique; dans ces cas, il dut alors attirer de nouveau l'anse intestinale pour dégager sa compresse pénétrée dans l'abdomen. Les bouts de l'anse intestinale sont ensuite accolés l'un à l'autre aussi loin qu'ils peuvent être saisis dans la plaie abdominale; puis, dans cette situation, ils sont fixés par un certain nombre de points de suture, en ayant soin toutefois de pratiquer cette réunion au-dessous de la sonde passée au travers du mésentère. Les points de suture sont placés de telle sorte qu'ils doivent saisir les tuniques musculaire et séreuse de l'intestin. Les deux bouts de l'anse sont alors abandonnés dans la plaie; mais, auparavant, il faut avoir eu soin de fixer l'intestin au pourtour de l'ouverture abdominale en n'oubliant pas de saisir le péritoine pariétal. Cette suture doit se faire comme dans les autres procédés, par une couronne de points appliquée sur tout le pourtour.

Mayld fait alors remarquer que, dans quelques cas, on pourrait abandonner l'anse sans la fixer à la paroi par aucun point de suture; une fois l'intestin fixé, toute la plaie doit être enduite de collodion iodoformé.

C'est au bout de quelques jours seulement que doit avoir lieu l'ouverture de l'intestin; Maydl perfore généralement vers le 4e ou 6e jour la partie saillante de l'anse par une ponction transversale. Cette première incision n'est pas considérée comme la véritable ouverture de l'intestin; elle n'a pour but, en effet, que de donner issue aux gaz qui emplissent la cavité intestinale et de procurer un premier soulagement au malade ; cette incision est faite au thermocautère. Si l'évacuation des gaz ne se fait pas régulièrement, et, en tout cas, avant de pratiquer l'ouverture définitive de son anus, Maydl fait un lavage soigné des deux bouts de l'intestin et répète ce lavage tous les jours jusqu'à ce que l'expulsion des matières accumulées ait été faite complètement. Dans ce but, deux drains, aussi volumineux que le permet l'ouverture de l'anse intestinale, sont introduits dans les orifices correspondant aux segments supérieur et inférieur, et une injection est poussée dans ces drains. Le résultat ne se fait généralement pas attendre au delà de quelques jours ; pourtant, ainsi que l'affirme Maydl, il n'est pas rare de voir s'écouler deux ou trois semaines avant que le bout inférieur ne soit complètement nettoyé. Vers le quatorzième jour, c'est-à-dire lorsque le malade est parfaitement remis de la première phase de l'opération, Maydl enlève tout le reste de la périphérie de l'intestin ; il se sert alors, dans cette partie de l'intervention, de la tige rigide laissée en place. Cette tige fait l'office d'un excellent soutien et d'un point de repère parfait en ce sens qu'il suffit de raser au thermocautère toute la partie d'intestin se trouvant au-dessus. L'auteur recommande à ce moment d'unir par surcroît de précaution, si toutefois cette suture n'a pas été tentée dès le début, le bord de l'ouverture intestinale à la peau par quelques points de suture, car il existe toujours une certaine tendance à la rétraction qu'il faut absolument éviter.

Pour combattre le rétrécissement du sphincter artificiel

auquel Maydl paraît tenir particulièrement, ce dernier recommande de le maintenir ouvert avec un gros drain. Ce drain ainsi placé, pourra jouer double rôle : il s'opposera d'abord au rétrécissement et il servira d'obturateur si on a la précaution de fermer son orifice externe par un foret. Les gaz et les matières s'échappent par ce drain qu'il faut avoir soin de déboucher de temps en temps. Puis la plaie sera recouverte par une croix de Malte de gutta-percha dont le milieu sera traversé par le drain laissé à demeure dans la plaie abdominale et enfoncé dans le segment supérieur de l'intestin (l'inférieur n'en a pas besoin). Une épingle de sûreté sera fixée au tube et s'opposera à sa pénétration dans le tube intestinal. L'inconvénient contraire, c'est-à-dire l'expulsion du drain, sera combattu par une seconde croix de Malte d'emplâtre agglutinatif appliqué sur le drain et son épingle. Le tout sera entouré de charpie antiseptique, enfin un bandage de corps recouvrira le pansement complet.

Lorsque l'anus n'a été établi que pour un temps déterminé, le procédé de suppression de l'orifice anormal ne diffère guère des autres procédés. Maydl recommande seulement de laisser autant que possible se guérir seule la plaie abdominale et de n'avoir recours à la réunion que si celle-ci se fait trop attendre.

L'opération, telle que Maydl recommande de la faire, n'a jamais rencontré de difficultés dans son exécution.

Le procédé autrichien ne diffère donc des autres procédés que dans la seconde partie ; lorsque l'intestin est mis à découvert et attiré à l'extérieur assez loin pour que l'insertion du mésentère apparaisse. Le véritable avantage de cette opération est d'avoir donné naissance à ce qu'on peut appeler l'établissement de l'anus iliaque en deux temps : le premier consistant à fixer l'intestin hors de la cavité abdominale, le second à pratiquer l'ouverture de cet intestin quelques jours seulement après sa fixation, lorsque les adhérences entre le péritoine viscéral et le péritoine pariétal sont solides. A ce moment, en effet, la cavité abdominale est absolument fermée et ne saurait livrer passages aux matières solides ou liquides qui, venant de l'intestin, auraient toute tendance à s'infiltrer dans la plaie faite aux parois du ventre.

Dans les cas d'obstruction aiguë, le procédé en deux temps n'est pas applicable, car il faut alors avoir recours à l'ouverture immédiate de l'intestin. Le mieux est de suivre alors le procédé décrit par M. le professeur Verneuil.

La technique, telle que l'expose Maydl, est fort compliquée. L'opération est longue et n'offre, à ce point de vue, aucun avantage. Aussi M. Reclus a-t-il tenté de simplifier autant que possible la méthode de Maydl, et ce sont les modifications apportées par notre maître au procédé autrichien que nous allons exposer maintenant.

PROCÉDÉ DE RECLUS

Si le procédé de Maydl fut complètement approuvé en Autriche dès que l'auteur en eut montré les excellents résultats, il n'en fut pas de même dans les autres pays où il resta à peu près ignoré jusqu'en 1885. Le mémoire de Maydl n'ayant pas encore paru, sa technique opératoire n'était que vaguement connue, et dans les cliniques faites par les chirurgiens, on citait le procédé autrichien comme un procédé différent des autres, mais personne ne songeait à l'employer.

Dès 1885, M. Reclus avait écrit à Maydl pour lui demander quelques détails sur sa manière d'opérer ; la réponse qu'il reçut fut brève, ne contenant que fort peu de renseignements. Quoique nullement satisfait par cette réponse, M. Reclus étudia cependant particulièrement la question, et, croyant avoir enfin compris la technique du procédé, il se décida à pratiquer en 1887, le premier en France, cette opération en suivant une règle qu'il croyait être celle de Maydl. Mais lorsqu'en 1888 parut dans le *Centralblat für Chirurgie* la communication de ce dernier, M. Reclus vit que son opération différait sur beaucoup de points et des plus importants de celle du chirurgien autrichien.

La colotomie iliaque, telle que la pratique aujourd'hui M. Reclus, telle que nous avons eu l'occasion de la voir faire pendant notre année d'internat à l'hôpital Broussais, ne diffère que par quelques points secondaires, que nous signalerons chemin faisant, de l'opération telle qu'il la pratiqua en 1887 pour un cas d'obstruction chronique intestinale due à un cancer du rectum.

Voici le détail de cette opération : La région iliaque gauche ayant été soigneusement lavée, rasée et désinfectée la veille, doit rester, jusqu'au moment même de l'opération, recouverte par une couche de compresses de Bœckel trempées dans une solution antiseptique de biiodure de mercure. Avant l'opération, la région est de nouveau savonnée et lavée avec la même solution. Depuis quelque temps, M. Reclus établit l'anus contre nature avec l'aide de la cocaïne. Dans ce but, il recommande d'injecter dans les tissus de la paroi abdominale la quantité de trois seringues de Pravaz d'une solution de cocaïne à deux pour cent, soit six centigrammes de cette solution. L'injection doit être faite de telle sorte, que l'aiguille de la seringue soit enfoncée au point où devra commencer l'incision, et pénètre d'emblée, grâce à sa longueur, jusqu'au point extrême où devra se terminer cette incision. En même temps que le piston de la seringue chasse la solution, l'aiguille est retirée doucement, de telle façon que le liquide se dépose sur tout le trajet de la piqûre. Lorsque la quantité de trois seringues a été injectée, on voit généralement la peau blanchir sur tout le trajet de la cocaïne et dénoter une anémie du meilleur pronostic pour la réussite de l'insensibilisation.

Le chirurgien se place alors à gauche du malade, et fait, sur le trajet classique de l'incision de Littre, la section de toutes les couches de la paroi abdominale, en ayant soin, ainsi que l'a si bien recommandé M. le professeur Verneuil, de procéder plutôt à la division qu'à l'incision des faisceaux musculaires de cette paroi. L'intestin mis à découvert apparaît avec ses caractères spéciaux. L'anse qui se présente est alors saisie et fortement attirée en dehors jusqu'à ce que le mésentère apparaisse. Ce dernier est effondré au moyen d'une pince à forcipressure, et, par l'ouverture ainsi pratiquée, on introduit une tige rigide, de préférence une grosse sonde en caoutchouc durci, en ayant eu la précaution de la plonger auparavant pendant quelque temps dans une solution antiseptique. Cette sonde se trouve placée de telle sorte qu'elle repose à plat sur la paroi abdominale et soutient par sa partie médiane l'anse intestinale qui vient reposer sur elle.

Le premier temps de l'opération, pour ne pas dire l'opération entière est alors terminé. Grâce à l'injection de cocaïne, le malade n'a éprouvé aucune douleur ; une sensation de colique, fort supportable d'ailleurs, peut seule se produire au moment où un tiraillement assez fort est exercé sur le mésentère. La durée de l'opération est des plus courtes : jamais nous n'avons vu, depuis le moment où le malade est apporté sur le lit d'opération jusqu'à l'instant du passage de la sonde à travers le mésentère, s'écouler un laps de temps supérieur à six minutes.

La sonde supportant l'anse intestinale est fixée à la paroi abdominale par ses deux extrémités ; dans ce but, on étend sur elle deux petites bandes de tarlatane iodoformée qu'on colle à la paroi par une couche de collodion iodoformé : l'anse intestinale est soigneusement lavée et toute la région est recouverte d'un pansement de la plus rigoureuse antisepsie. Un bandage de corps maintient le tout en place. Dès ce moment, il faut avoir soin d'administrer au malade une dose d'extrait thébaïque de de dix centigrammes qu'on renouvellera les jours suivants; on lui procure ainsi la certitude d'une absence complète de souffrances. En effet, chose remarquable, les grandes douleurs que le malade ressentait avant son opération, cessent complètement sitôt que l'abdomen est ouvert, et n'ont plus dès lors aucune tendance à se reproduire. Dans un seul cas, chez une malade opérée dans le service de M. le professeur Verneuil, on oublia de prescrire l'administration de l'opium, et les douleurs persistèrent.

Le malade reste ainsi dans le calme le plus absolu pendant les cinq premiers jours qui suivent l'opération. Le sixième jour, le pansement est enlevé et l'anse intestinale mise à nu. Avec le thermocautère, on pratique alors une ouverture large et définitive au point saillant de cette anse, sans aller jusqu'à l'excision de toute la partie se trouvant au-dessus de la tige fixatrice. Aucun lavage n'est fait dans l'intestin ; le doigt de l'opérateur est seulement introduit dans l'ouverture ainsi pratiquée et reconnaît si la pénétration est facile dans les deux segments de l'intestin. Un second pansement, beaucoup plus léger que le premier, est replacé sur le tout; ce pansement devra être surveillé attentivement et débarrassé de toutes les matières et de toutes les mucosités qui sortiront de l'intestin.

Mais il n'est pas rare de voir la première issue des matières fécales ne se faire que huit ou dix jours après l'ouverture de l'anse intestinale.

Le dixième jour, les adhérences entre l'intestin et la plaie abdominale sont complètes : la tige fixatrice est alors enlevée.

A ce moment, l'intestin ouvert se présente sous l'aspect d'une tumeur rougeâtre, ridée, assez volumineuse, de la grosseur du poing fermé environ. Au début, l'orifice de l'anus artificiel ne se reconnaît pas facilement ; mais bientôt la tumeur semble se résorber peu à peu. Elle diminue de volume, et on peut alors reconnaître facilement l'ouverture anale. Au bout d'un mois, l'anus a l'aspect d'une tache elliptique ovale de trois centimètres environ. On peut distinguer facilement dans son ouverture la présence de deux autres petits orifices conduisant dans les deux segments de l'intestin.

Aucune hernie de l'anse intestinale ne se produit habituellement. Les selles se sont régularisées et il suffit alors au malade d'entretenir la propreté de son anus artificiel par des nettoyages fréquents. Un très léger pansement compressif sera d'ailleurs établi à demeure sur la région.

D'après l'exposé de ce procédé, il est donc facile de remarquer que la technique de M. Reclus diffère sur beaucoup de points de celle suivie par Maydl. Nous avons vu, en effet, dans l'étude du mémoire de ce dernier, qu'il existe un certain nombre de points principaux sur lesquels l'auteur insiste tout particulièrement et qui sont : 1° le passage d'une sonde enveloppée de gaze iodoformée au travers du mésentère ; 2° la suture de l'anse intestinale au péritoine pariétal et surtout la suture l'un à l'autre des deux bouts de cette anse accolés en canons de fusil ; 3° l'ouverture incomplète de l'intestin au quatrième ou au cinquième jour, cette ouverture ne devant servir qu'à l'expulsion des gaz et au lavage de la cavité intestinale ; 4° l'excision au quatorzième jour de toute la partie d'intestin reposant sur la tige fixatrice ; 5° enfin, la suture de la muqueuse intestinale à la paroi abdominale.

La comparaison entre l'anus artificiel constitué par le procédé de Maydl et l'anus constitué par le procédé de Reclus a été parfaitement établie dans un mémoire de M. Jeannel, professeur à la Faculté de Toulouse, mémoire dont M. Reclus a donné connaissance à la Société de chirurgie, dans sa séance du 5 février dernier.

Dans ce mémoire, M. Jeannel montre que les deux opérateurs sont absolument d'accord sur le passage d'une sonde à travers le mésentère, c'est-à-dire sur un des points les plus importants de l'intervention. Mais leur avis diffère absolument au sujet de la suture de l'intestin : M. Reclus supprime absolument les points de suture, tandis que Maydl détaille soigneusement la façon dont il les établit. Dans toutes les opérations qui ont été pratiquées devant nous, et dans toutes celles qu'a faites M. Jeannel, la présence d'adhérences parfaites a toujours été constatée vers le huitième jour après la constitution de l'anus artificiel. Or, pourquoi compliquer l'opération par l'établissement d'un nombre considérable de points de suture, tant sur l'intestin lui-même que sur la paroi abdominale, alors que le résultat obtenu est le même en s'abstenant de toute piqûre faite aux tissus ? On gagne ainsi un temps considérable, puisque Maydl met trente à quarante minutes pour faire une opération alors que cinq minutes suffisent dans le procédé de Reclus. En outre, si le danger des abcès et des phlegmons résultant de l'infection de chacune des plaies produites par les piqûres a diminué considérablement depuis les progrès de l'antisepsie, il n'en existe pas moins dans quelques cas, et il est toujours prudent de l'éviter. Maydl a d'ailleurs paru comprendre l'inutilité de ses sutures, mais ce n'est qu'avec la plus grande discrétion et la plus extrême réserve qu'il en parle dans son mémoire : « Les bouts de l'anus, dit-il, en effet, sont alors, soit abandonnés dans la plaie abdominale sans sutures, etc. »

Les résultats obtenus par MM. Reclus et Jeannel montrent que, bien avant l'enlèvement de la sonde fixatrice, l'éperon est parfaitement constitué, les adhérences solides et que le malade n'a plus à craindre aucun accident produit par l'épanchement des matières fécales.

L'ouverture de l'intestin en deux temps, selon le procédé Maydl complique beaucoup l'opération. M. Reclus pratique cette ouverture en une fois, le sixième jour généralement et sans avoir recours à l'ablation complète de toute la partie supérieure de l'intestin ; l'ouverture faite largement est en effet bien suffisante et il est inutile de produire une perte de substance considérable. Aucun lavage de l'intestin n'est fait après l'ouverture ; on se contente seulement quelques jours après, lorsque le malade rend par l'anus une quantité assez considérable de matières sanieuses, de passer une injection dans le bout inférieur pour le débarrasser de toutes ces mucosités ; mais il paraît inutile d'irriter par des lavages fréquents la lésion siégeant dans les parois intestinales. Les garde-robes s'établissent d'ailleurs régulièrement d'elles-mêmes ; au bout de quelques jours l'anus artificiel s'entr'ouvre pour laisser passer les matières solides ou liquides et il semble superflu d'imposer au malade la présence des drains que conseille Maydl et qui ne peuvent servir qu'à irriter la surface de la muqueuse.

Enfin, la suture de la muqueuse de l'anus à la peau ne se comprend pas, puisqu'il est certain que les adhérences sont établies depuis plusieurs jours déjà. Il est certain d'ailleurs que ces sutures ne sauraient s'opposer en rien à la rétraction de l'intestin si cette dernière devait se produire.

M. Reclus emploie en outre la cocaïne, évitant ainsi au malade les accidents et les inconvénients du chloroforme. La dose de cocaïne employée n'excédant jamais six centigrammes, il n'est pas possible d'invoquer dans de telles conditions, la toxicité de la substance employée.

Le procédé de Reclus se distingue encore de celui de Maydl par un certain nombre de points secondaires. C'est ainsi que notre maître assure la fixité de la sonde par de petites bandes de tarlatane, tandis que Maydl laisse cette sonde absolument libre, au risque de la voir rejetée par un mouvement inconscient du malade. La sonde n'est enlevée par Maydl que le quatorzième jour :

M. Reclus la supprime le huitième, le dixième jour au plus tard.

Nombreux ont été les arguments opposés à l'opération, qu'elle eût été faite avec sutures par Maydl ou sans suture par M. Reclus.

On a prétendu que, pendant les quatre ou cinq jours qui séparent le premier du deuxième temps, c'est-à-dire entre l'opération proprement dite et l'ouverture de l'intestin, le malade était livré aux mêmes accidents que ceux qui avaient motivé l'intervention. Cette situation ne se trouvait-elle même pas aggravée par l'arrêt absolu des matières résultant de la confection de l'éperon ? Ne vaudrait-il pas mieux assurer sur l'heure au malade le bénéfice de son opération ? Ce raisonnement, si logique qu'il paraisse être n'est nullement justifié. Dans tous les anus contre nature que nous avons vu établir d'après le procédé de Reclus, dans toutes les opérations que rapporte M. Jeannel, les douleurs, le ténesme, les irradiations ont immédiatement cessé dès que l'anse intestinale, non ouverte cependant, fut sortie de la cavité abdominale. Quelque difficile qu'il soit d'expliquer ce fait, il n'en existe pas moins.

Un second argument dirigé contre le procédé de Reclus spécialement, est la possibilité, pour l'anse intestinale non suturée et abandonnée librement dans la plaie, de ne pas obturer suffisamment l'ouverture abdominale pour s'opposer au passage d'autres anses intestinales. Ces dernières, en effet, pourraient être poussées au dehors dans une quinte de toux ou dans un effort de vomissement, mais la tige rigide fixée au mésentère s'oppose déjà à leur issue ; ensuite, le pansement compressif maintient également bien l'anse herniée. La cocaïne, en supprimant les efforts de vomissements consécutifs au sommeil chloroformique, donne à cet égard une sécurité de plus. Enfin, cette complication n'a jamais été observée : lorsqu'il employait la gaze iodoformée pour maintenir l'anse intestinale, Maydl a vu cette dernière rentrer deux fois dans l'abdomen, mais il ne l'en a jamais vu sortir.

En résumé, le procédé employé par M. Reclus offre de nombreux avantages qu'on peut classer ainsi : 1° par la suppression des points de suture, il évite les abcès et les phlegmons qui peuvent se développer autour de ces points ; 2° par l'ouverture tardive de l'intestin, il ne donne issue aux matières que lorsque des adhérences solides se sont formées entre l'intestin et les parois abdominales ; 3° l'opération est des plus simples et peut être menée à bonne fin en quelques minutes.

OBSERVATIONS

Observation I (Extraite des *Bulletins de la Société de chirurgie*).

Femme opérée par M. Reclus suivant le procédé de Maydl pour une obstruction intestinale due à un cancer du rectum.

Incision transversale à trois centimètres au-dessus de l'arcade de Fallope ; division des plans de la paroi abdominale, ouverture du péritoine sur une longueur de trois centimètres. L'S iliaque est sorti de l'abdomen et maintenu au dehors par une bande de gaze iodoformée traversant son méso et fixée à la peau par du collodion. Ouate hydrophile comme pansement.

Le sixième jour seulement, l'anse herniée fut ouverte au thermocautère sur une étendue de 2 cent. 1/2. L'ouverture ne donna issue aux matières que le dixième jour. Au bout d'un mois, l'anus présentait un orifice rayonné de deux centimètres de diamètre, occupé presque en totalité par le bout supérieur contre lequel l'inférieur était absolument adossé. Aucun prolapsus de la muqueuse.

La simple fixation de l'intestin au dehors a mis fin aux accidents d'obstruction et au ténesme dont souffrait la malade. Ces accidents n'ont pas reparu pendant les dix jours qui ont précédé la sortie des matières.

L'anus a fonctionné régulièrement pendant sept mois au bout desquels la malade a succombé à une généralisation hépatique.

Observation II (Extraite des *Cliniques de l'Hôtel-Dieu*).

Concierge, 49 ans, d'une vigoureuse constitution, sans antécédents personnels ou héréditaires. Accidents insupportables : douleurs dans la région lombaire avec irradiations vers la racine des cuisses ; fausses envies de garde-robe. Épreintes se produisant plusieurs fois par jour et n'aboutissant qu'à l'expulsion de quelques scybales enrobées d'un mucus jaunâtre. Le malade implore un rapide soulagement.

La tumeur siège à la partie moyenne du rectum. Au toucher, le trajet sphinctérien et l'ampoule sont en parfait état ; la muqueuse y est souple et mobile. A 7 centimètres, on rencontre des végétations polypiformes, des excroissances d'une longueur de près d'un centimètre. Elles sont molles, légèrement saignantes et s'implantent sur des tissus à paroi rigide. Un peu au-dessus, le doigt hante une masse du volume d'une orange, dure, irrégulière, mamelonnée. Elle adhère au sacrum, refoule l'intestin et s'avance vers la matrice en effaçant le cul-de-sac postérieur du vagin. L'étroitesse du conduit persistant est telle qu'on se demande comment quelques matières peuvent encore passer.

La colotomie est pratiquée le 26 avril par M. Reclus, suivant le procédé de Maydl. L'S iliaque n'est trouvé qu'après quelques recherches.

Le sixième jour, l'intestin est ouvert au thermocautère ; la sonde est enlevée le huitième.

Au bout d'un mois, l'anus est à fleur de peau, sans saillie anormale, sans prolapsus. Son orifice, de deux centimètres environ, laisse facilement passer les matières.

OBSERVATION III (Due à l'obligeance de M. JEANNEL, professeur à la Faculté de Toulouse). — *Carcinome de la partie supérieure du rectum, occlusion intestinale presque complète, anus iliaque, soulagement considérable.*

M. D..., 60 ans, souffre depuis 5 ou 6 ans en allant à la selle, mais c'est surtout depuis six mois que les douleurs et les difficultés se sont accentuées, si bien que depuis cette époque, il n'a pas eu une seule garde-robe complète.

Le malade avait du ténesme rectal et vésical constant et s'épuisait en efforts pour expulser quelques matières, du sang et des mucosités.

D... ne consulta personne jusqu'au jour où il ne put plus du tout aller à la selle. Il appela le Dr Chabaud dans les derniers jours du mois d'août 1888. Celui-ci constata la présence d'un carcinome très élevé dans le rectum, au niveau de la prostate, comprimant le col de la vessie et obturant complètement l'intestin. Appelé en consultation, je trouvai une tumeur ulcérée, du volume de deux poings, développée au niveau de la prostate et comblant l'excavation du sacrum.

Le ventre est ballonné ; on voit les anses intestinales distendues à travers la paroi amaigrie. Trente fois par jour, D... se présente sur le vase pour émettre au prix des plus vives douleurs quelques mucosités sanglantes. Les urines sont claires, ni sanguinolentes ni purulentes, et pourtant le patient souffre d'une dysurie constante. Adénopathie dans les deux aines.

Amaigrissement extrême ; viscères abdominaux et thoraciques saisis, au moins en apparence. Le malade reconnaît avoir de l'appétit, mais il avoue se priver de manger pour éviter les garde-robes.

D... souffre cruellement et accepte d'emblée l'opération de l'anus iliaque que je lui propose et que je pratique le 27 septembre 1888 à l'hôpital où le malade est entré, salle Saint-Lazare, n° 10.

Incision de Littre ; ouverture rapide du péritoine. Une anse de l'intestin grêle distendue se présente avec insistance : elle est repoussée avec le doigt. Le gros intestin est trouvé après deux minutes de recherches dans le sens habituel. Il est attiré, mésentère compris dans la plaie. Je perfore le mésentère avec le doigt, et je glisse dans la perforation une bougie en gomme (nº 30), bien habillée de gaze iodoformée. Je m'assure que l'intestin n'a pas été enroulé sur lui-même par le glissement du séton. — Pansement.

Durée de l'opération, chloroforme et pansement compris, 30 minutes.

28 septembre. L'opéré paraît en bon état. T. 36°,8. Pouls normal. Langue humide ; pas de vomissements. Il existe encore de la dysurie, mais pas de douleurs abdominales.

2 octobre. Il ne persiste comme douleurs que de la dysurie. Ouverture de l'anus au thermocautère par excision de la calotte intestinale saillante. Il subsiste une surface muqueuse ovalaire de 4 centimètres sur 2, aux deux bouts de laquelle s'ouvrent les deux chefs de l'anse intestinale herniée. Pansement. Collerette de gutta et ouate absorbante ; onction des bords avec de la vaseline iodoformée.

Le 3. Une petite selle.

Le 4. Suppression du séton. Débâcle dans la journée.

A partir de ce jour, l'anus fonctionne à souhait sans prolapsus ni rétrécissement, bien que le malade soit habituellement constipé. La muqueuse interne s'est soudée à la peau. L'anus a l'aspect d'une tache elliptique ovale de trois centimètres sur un centimètre et demi. Il est proéminent de un à deux millimètres au-dessus de la peau et montre ses deux orifices bien distincts. Toute douleur intestinale a disparu, mais le malade se plaint toujours de sa vessie, à la manière d'un prostatique.

D'ailleurs il se lève et se promène toute la journée. Il a quitté l'hôpital le 27 octobre, un mois jour pour jour après son opération.

Observation IV (Due à l'obligeance de M. Thiéry, prosecteur de la Faculté). — *Cancer du rectum et établissement d'un anus iliaque. — Persistance des accidents après l'opération.— Amélioration considérable.*

B., P..., modiste, 56 ans, est entrée salle Lisfranc, n° 16, à l'hôpital de la Pitié, le 11 mars 1889, présentant à ce moment des troubles notables de la défécation par suite de l'existence d'un épithélioma ano-rectal.

Le début remonte à un an environ; il y a eu à ce moment constipation opiniâtre avec ténesme anal. Petit à petit, apparition à la marge de l'anus de petites tumeurs indurées qui se fendillent et s'ulcèrent bientôt, donnant lieu à un écoulement sanguinolent, et augmentent rapidement de volume. La constipation est combattue par des boissons purgatives et des lavements. Les bourgeons épithéliaux ont été longtemps pris pour des hémorrhoïdes. L'écoulement anal devient sanieux; la région très douloureuse ne permet plus à la malade de s'asseoir.

Il y a six semaines, apparition d'un œdème de la jambe droite, et il y a une quinzaine de jours, ouverture du néoplasme rectal dans le vagin ; à la suite de l'expulsion de matières puro-sanguinolentes, amélioration du symptôme douleur qui reparaît bientôt et amène la malade à l'hôpital.

Au jour de l'entree, elle présente au pourtour de l'anus une couronne de petites tumeurs ulcérées, de consistance squirrheuse, douloureuses au toucher; le toucher anal révèle un rétrécissement considérable de l'orifice : le néoplasme remonte à 5 ou 6 centimètres de l'anus; bien que la région soit encore mobile, il y a propagation aux ganglions inguinaux : la cloison recto-vaginale est dégénérée en un de ses points, et il y a communication.

L'état général est assez satisfaisant, mais les fonctions digestives s'accomplissent mal ; la défécation est très difficile et la constipation des plus opiniâtres ; la malade demande une intervention.

M. Verneuil, désireux de comparer les deux méthodes, prie M. Reclus de pratiquer l'anus iliaque suivant le procédé autrichien ; l'opération est faite le 18 mars sous le chloroforme ; la recherche de l'intestin est des plus simples et l'opération rapide. L'intestin est attiré au niveau du bord adhérent du côlon et fixé par transfixion avec une sonde iodoformée.

Pansement antiseptique.

Après l'opération, issue de matières soit par l'utérus, soit par la fistule recto-vaginale : la malade souffre beaucoup et accuse des coliques et des épreintes.

Le soir, nouvelle issue de matières par le rectum ou le vagin ? Température, 37°,5.

19 mars. Tympanisme. Il n'y a pas d'issue de gaz par le rectum. La malade souffre toujours.

Soir. Les douleurs sont très vives. Il y a ballonnement, et M. Ricard, en présence de l'aggravation des symptômes, doit intervenir en ouvrant au thermocautère l'anse intestinale fixée par la sonde. Dans la nuit il s'écoule des matières fécales par l'anus artificiel.

20 mars. Amélioration. Le pansement contient des matières fécales. Au pansement du soir, matières abondantes assez consistantes. Depuis, l'eschare produite par le thermocautère est tombée : l'anus artificiel a excellent aspect. Il est bien éperonné ; nous avons supprimé la sonde iodoformée le 26 mars et, dès le lendemain, l'anse considérable qui était au dehors semble réduite de moitié.

La malade qui est encore actuellement en traitement va bien.

En résumé, anus artificiel par la méthode autrichienne ; ouverture de l'intestin trente heures après environ nécessitée par la persistance des phénomènes d'obstruction.

Nota. — Nous avons eu l'occasion de revoir cette malade à l'hôpital Broussais dans le service de M. Reclus, où elle se trouve encore actuellement. L'état général est parfait. L'anus est bien constitué, sans prolapsus ; il fonctionne régulièrement.

Réflexions. — De l'observation que nous venons de publier semble se dégager ce fait que, dans certains cas, l'établissement d'un anus artificiel sans ouverture immédiate de l'intestin ne suffit pas à faire disparaître les accidents d'obstruction. Il n'en est rien cependant, car, outre que cette observation est la seule dans laquelle les accidents ont persisté à la suite de l'ouverture de l'abdomen, il est à remarquer que, dans le cas présent, on avait oublié d'ordonner l'administration d'une certaine quantité d'extrait thébaïque. Chaque fois que nous avons employé ce médicament, nous avons vu les douleurs disparaître après l'opération.

Observation V (Due à l'obligeance de M. Jeannel).

Homme, à la dernière période de la cachexie, atteint d'un cancer du rectum amenant des signes d'obstruction intestinale, est opéré suivant le procédé de Reclus. Le quatrième jour les adhérences paraissent complètes ; mais le malade absolument épuisé, meurt avant qu'il ait été possible de juger les résultats complets de l'opération.

Observation VI (personnelle). — *Cancer du rectum. — Établissement d'un anus iliaque. — Hémorrhagies dans les jours qui ont suivi l'opération. — Soulagement considérable.*

F..., docteur médecin, est un homme de 54 ans, d'une constitution vigoureuse et qui, jusqu'à la fin de l'année 1888 n'avait jamais été éprouvé par aucune affection sérieuse. A cette époque, les digestions commencèrent à devenir difficiles : il y eut des alternatives de constipation et de diarrhée. Bientôt se firent sentir une impression de pesanteur dans le petit bassin et quelques douleurs lancinantes au niveau de l'anus. Un écoulement glaireux et sanguinolent qui survint presque à la même époque inquiéta le malade à tel point qu'il vint au mois de mars à Paris consulter le professeur Verneuil. Les choses restèrent en l'état jusqu'au mois d'août où les signes revêtirent tout à coup un caractère de gravité exceptionnel. Le malade revint à Paris et entra dans une maison de santé où il fit appeler M. Reclus. La présence d'une tumeur cancéreuse volumineuse siégeant dans les parois du rectum fut reconnue. Le cours des matières étant absolument suspendu depuis plusieurs jours, et les signes de l'obstruction intestinale étant des plus nets, M. Reclus n'hésita pas à proposer à la famille de remédier à la gravité de la situation par l'établissement d'un anus contre nature.

Le 20 août, l'opération est pratiquée sous le chloroforme. Incision des parois, découverte facile de l'intestin, traction de l'anse intestinale et passage d'une sonde au travers du mésentère. La durée totale de l'opération a été de 5 minutes. Quelques efforts de vomissement au réveil nécessitent une compression assez énergique au niveau de la plaie abdominale pour éviter l'issue d'autres anses intestinales. Pansement antiseptique. Administration de dix centigrammes d'extrait thébaïque.

Les douleurs ont complètement disparu sitôt que le ventre a été ouvert.

Température normale le jour de l'opération et les jours suivants.

Le 26, ouverture de l'anse intestinale au thermocautère; le malade n'a rendu aucune matière par l'anus naturel depuis son opération.

Une selle par l'anus artificiel le 27.

Depuis son entrée dans la maison de santé, le malade a absolument refusé de prendre aucun aliment; il en résulte une faiblesse extrême qui paraît du plus mauvais augure.

Le 30. Enlèvement de la sonde fixatrice. La région opératoire est dans un excellent état, l'anus artificiel parfaitement constitué.

Du 1er au 7 septembre, état stationnaire ; anorexie à peu près complète : ce n'est qu'avec la plus grande difficulté qu'on peut décider le malade à prendre quelques aliments. Les selles se sont régularisées par l'anus artificiel. Dans la nuit du 7 septembre, le malade se plaint d'un peu de ténesme anal qui cède d'ailleurs aussitôt après l'introduction dans l'anus naturel d'un suppositoire avec un centigramme de chlorhydrate de morphine.

Le 8. Le Dr F... réclame avec insistance son transport chez lui, à la campagne, dans un département du Midi. Sur la promesse qui lui est faite de consentir à son départ sitôt que ses forces lui permettront d'entreprendre le voyage, le malade consent à prendre quelques aliments.

Dans la nuit du 8 au 9 septembre, deux hémorrhagies provenant de la tumeur rectale se produisent par l'anus naturel ; une partie du sang emplit également la partie du rectum supérieure à la tumeur et vient s'écouler par l'orifice artificiel. Injections d'ergotine. Suppositoires de glace.

Le 9. Nouvelle hémorrhagie dans la journée, mais moins abondante que les deux précédentes.

L'état moral du malade est cependant redevenu excellent, et l'appétit a augmenté. Les digestions sont régulières, il n'y a pas de fièvre. La tumeur produite par l'anse intestinale herniée et sectionnée se résorbe rapidement ; elle est à ce moment de la grosseur d'un œuf de pigeon.

Jusqu'au 24 septembre, la convalescence suit son cours régulier ; les forces sont revenues en grande partie, et le malade, saisi plus que jamais de la nostalgie de son pays, exige son transport dans le Midi.

Il ne reste plus alors qu'une légère hernie de l'intestin d'ailleurs facilement maintenue par un léger bandage compressif.

Le départ a lieu le 25 septembre. Nous avons reçu plusieurs fois des nouvelles du Dr F. Le malade a accompli sans accident ni sans trop de fatigue un voyage de 14 heures en chemin de fer par train rapide.

Jusqu'au mois de janvier dernier, l'état de santé a été aussi satisfaisant que possible. A cette époque le malade a commencé à s'affaiblir sous l'influence des progrès de la lésion cancéreuse. Le Dr F... est mort à la fin du mois de février. Jusqu'au dernier jour de la vie, l'anus artificiel a fonctionné avec une régularité parfaite.

Observation VII (personnelle). — *Cancer du rectum. — Établissement d'un anus iliaque après injection de six centigrammes de cocaïne. — Insensibilité complète pendant l'opération. — Suites des plus régulières.*

L..., François, balayeur, 65 ans, est un homme d'une forte constitution, ne possédant aucune tare héréditaire, n'ayant jamais été malade. Il y a quatre mois seulement, pour la première fois, il se plaignit d'éprouver quelques élancements dans la région anale. A la même époque se produisirent plusieurs hémorrhagies intestinales assez abondantes.

Les souffrances ne firent bientôt qu'augmenter, irradiant de tous côtés, surtout du côté des bourses. Ténesme anal fréquent. Pertes sanieuses abondantes. Constipation presque absolue, interrompue de temps en temps par des débâcles. Troubles digestifs, vomissements, anorexie.

Lorsque le malade se présente à l'hôpital Broussais, le 7 octobre 1889 il est considérablement amaigri et dans un état de faiblesse extrême. Les garde-robes sont absolument suspendues depuis dix jours. Ténesme anal continu ; le malade se plaint en outre d'une douleur permanente très vive au niveau du rectum ; le ventre est légèrement ballonné.

Le toucher rectal fait constater à cinq centimètres au-dessus de l'anus la présence d'une tumeur assez volumineuse, mollasse, fongueuse, siégeant à la partie postérieure du rectum, et oblitérant presque complètement le calibre de ce conduit.

Dans la nuit qui suit son entrée à l'hôpital, le malade éprouve quelques nausées et se plaint d'une dyspnée assez intense. Le lendemain 10 octobre, nausées. M. Reclus décide d'établir un anus dans la région iliaque.

La région opératoire ayant été soigneusement rasée, savonnée et lavée au sublimé, on injecte au malade trois seringues d'une solution de cocaïne à 2 pour 100, soit six centigrammes. Après une attente de trois minutes destinée à permettre à la cocaïne de produire l'insensibilité parfaite, la peau et toutes les parties sous-jacentes sont incisées jusqu'à l'intestin sans que le malade ait éprouvé la moindre douleur. Au moment où l'intestin est mis à découvert, il s'écoule une certaine quantité de liquide de la cavité péritonéale. L'anse intestinale est attirée au dehors jusqu'à ce que l'insertion du mésentère apparaisse. A ce moment le malade accuse une légère douleur, fort supportable d'ailleurs, dit-il lui-même, et comparable à une petite colique. Une forte sonde en gomme est passée au travers du mésentère, sous l'anse intestinale, maintenant celle-ci en dehors. La sonde est fixée par ses deux extrémités sur la paroi abdominale. L'intestin non ouvert, mais lavé avec une solution de biiodure de mercure, est recouvert d'un pansement antiseptique. L'opération a duré 4 minutes.

Aussitôt après l'opération on administre au malade dix centigrammes d'extrait thébaïque. T. 37°,5 le soir. Dans la nuit, le malade a éprouvé quelques coliques accompagnées d'une abondante évacuation de gaz. Injection de morphine à la suite de laquelle toute douleur disparaît.

Le 11 au matin, 37°. État moral excellent. Aucune douleur. Pas de garde-robe. Le pansement est renouvelé.

Dans la nuit du 12, le malade a eu une débâcle. Le matin, aucune douleur, mais affaiblissement assez grand.

Le 16. L'anse intestinale est ouverte au thermocautère, les adhérences de cette anse avec la paroi s'étant faites naturellement et étant parfaitement constituées, la sonde soutenant l'intestin est encore laissée à demeure par précaution. Dans la ournée, pas de selle par l'anus artificiel. T. 36°,8.

Le 18. Le malade a une selle par son orifice anormal. La sonde fixatrice est enlevée.

A partir de ce moment, les selles se sont régularisées. Le malade mange avec beaucoup d'appétit; son état général est des plus satisfaisants. La tumeur formée par l'anse intestinale se résorbe peu à peu. On distingue facilement la présence de deux petits orifices correspondant à l'ouverture des segments supérieur et inférieur de l'intestin.

25 *novembre*. L'anse intestinale herniée est à peu près résorbée ; il ne reste plus qu'une légère saillie de la muqueuse. Une bande de caoutchouc est appliquée sur le pansement pour produire une certaine compression élastique destinée à faciliter la résorption complète de cette anse.

1er *décembre*. — L'anus est parfaitement constitué, à fleur de peau et fonctionne très régulièrement. Le faciès du malade est bon, son état général excellent.

Nous avons eu l'occasion de revoir L... le 28 mars dernier, c'est-à-dire six mois environ après son opération. Les fonctions de l'anus sont toujours parfaites. La santé est des plus satisfaisantes.

Observation VIII (Due à l'obligeance de M. Jeannel). — *Cancer du rectum avec perforation recto-vaginale. — Anus iliaque. — Suites régulières de l'opération.*

Femme de 50 ans, atteinte d'un cancer au rectum. Par suite de la propagation de la lésion à la cloison recto-vaginale, il s'est produit une perforation de cette dernière donnant issue par le vagin à une certaine quantité de matières fécales. Malgré l'existence de cette perforation, des signes très nets d'obstruction intestinale ne tardent pas à se produire.

L'opération de la colotomie iliaque est décidée. Le 1er octobre 1889 la malade est chloroformée, et on procède au premier temps de l'opération. Incision classique de la paroi et du péritoine. Découverte facile de l'S iliaque, hernie de l'anse intestinale jusqu'à l'apparition du mésentère. Perforation de ce dernier et passage du séton à travers l'ouverture. Pansement.

La malade pendant les jours qui ont suivi l'opération loin d'accuser une augmentation des douleurs, déclare éprouver un soulagement considérable sur sa situation antérieure.

6 octobre. Ouverture de l'anse intestinale par l'excision au thermocautère de la calotte située au-dessus du séton laissé en place.

Le 7. Dans la journée, première garde-robe par l'anus iliaque.

Le 8. Suppression du séton mésentérique. L'anus fonctionne régulièrement et les douleurs anciennes déjà si diminuées à la suite de l'ouverture de l'abdomen ont complètement disparu depuis l'établissement définitif de l'orifice anormal.

15 *novembre*. Six semaines après l'opération, l'anus fonctionnait toujours parfaitement. Il ne s'était produit aucune procidence de la muqueuse.

CONCLUSIONS

I. — Lorsque la gravité des signes de l'obstruction intestinale est telle que la vie du malade est immédiatement mise en danger ; lorsqu'il est impossible d'atteindre directement et par les voies naturelles la lésion de l'extrémité du tube intestinal cause de cette obstruction, la création d'un anus contre nature dans la région iliaque s'impose absolument.

II. — Si l'anus doit être temporaire, on pourra avoir recours au procédé de Littre, c'est-à-dire pratiquer une ouverture à l'intestin simplement tangent à la paroi abdominale et fixé à cette dernière par quelques points de suture. Dans ce cas, il n'existera pas d'éperon et les matières pourront librement s'engager dans le bout inférieur.

III. — Si l'anus doit être permanent, la constitution d'un éperon devient nécessaire. On choisira le procédé de M. le professeur Verneuil lorsque l'obstruction aiguë nécessitera une intervention rapide destinée à conjurer sur l'heure des accidents redoutables.

IV. — Enfin, si la marche de l'affection n'exige pas la prompte ouverture de l'intestin et l'évacuation immédiate des matières, on donnera la préférence au procédé de Maydl simplifié par M. Reclus.

IMPRIMERIE LEMALE ET Cie, HAVRE.

www.ingramcontent.com/pod-product-compliance
Ingram Content Group UK Ltd.
Pitfield, Milton Keynes, MK11 3LW, UK
UKHW020353180726
13839UKWH00003B/1083